MINE SALATOPPSKRIFTER 2022

VELSMAKENDE OPPSKRIFTER FOR DETOX KROPPEN SOM KAN LAGES PÅ MINUTTER

EMIL KNUTSEN

2

Innholdsfortegnelse

Kylling satay Sunn Salat Sammies

Ingredienser

1 ½ kroppsvekt av fjærfe i tynne kutt ulike matvarer, koteletter

2 ss. vegetabilsk olje

Grillplanlegging, anbefalt: McCormicks BBQ-grill Mates Montreal Meal

Krydder eller natrium og rå pepper

3 avrundede spiseskjeer. stort peanøttsmør

3 ss svart soyakrydder

1/4 kopp fruktjuice

2 ts varme krydder

1 sitron

1/4 agurk uten frø, kuttet i staver

1 kopp gulrøtter kuttet i små biter

2 kopper hakkede salatblader

4 sprø boller, keiser eller talking, delt

Metode

Varm opp en grillpanne eller stor nonstick-pakke. Dekk fjærfe i olje og sett på BBQ-grill og stek 3 minutter på hver side i 2 omganger.

Legg peanøttsmøret i en mikrobølgeovnsikker form og myk i mikrobølgeovnen på høy i ca 20 sekunder. Bland soyabønner, fruktjuice, varme krydder og sitronsaft med peanøttsmøret. Ha i krydret fjærfe-satay. Bland ferske kuttede grønnsaker. Legg 1/4 av de ferske grønnsakene på smørbrød og topp med 1/4 av satay-fjærkreblandingen. Fest sløyfe topper og tilby eller vikle for reise.

Nyt!

Cleopatras kyllingsalat

Ingredienser

1 ½ kyllingbryst

2 ss. ekstra virgin olivenolje

1/4 ts knuste røde flak

4 fedd hvitløk, finhakket

1/2 kopp tørr hvitvin

1/2 appelsin, presset

En håndfull skivet flatbladpersille

Grovt natrium og sort pepper

Metode

Varm en stor nonstick-pakke på komfyren. Tilsett ekstra virgin olivenolje og

varm opp. Tilsett den knuste boosteren, knuste hvitløksfedd og kyllingbryst.

Stek kyllingbrystene til de er pent brune på alle sider, ca 5 til 6 minutter. La

væsken koke og de møre koke gjennom, ca 3-4 minutter til, og ta deretter

kjelen av varmen. Press ferskpresset sitronsaft over fugler og server med en

topping av persille og salt etter smak. Server umiddelbart.

Nyt!

Thai-vietnamesisk salat

Ingredienser

3 latinsk salat hakket

2 kopper friske grønnsaksfrøplanter, alle varianter

1 kopp daikon eller veldig perfekt skivede røde reddiker

2 kopper erter

8 vårløk, kuttet på skjevheten

½ agurk uten frø, delt i to på langs

1 halvliter gule eller røde druetomater

1 rødløk, delt i kvarte og veldig perfekt skivet

1 utvalg av utmerkede ferske resultater i, beskåret

1 utvalg friske basilikumresultater, trimmet

2 2-unse pakker pekannøtter i skiver, funnet i bakegangen

8 stykker mandeltoast eller anistoast, kuttet i 1-tommers biter

1/4 kopp tamari svart soyasaus

2 ss. vegetabilsk olje

4 til 8 tynnskårne fjærfekoteletter, avhengig av størrelse

Salt og nykvernet sort pepper

1 pund mahi mahi

1 moden lime

Metode

Bland alle ingrediensene i en stor miksebolle og server kaldt.

Nyt!

jule Cobb salat

Ingredienser

Nonstick Food Prep Spray

2 ss. nøttesirup

2 ss. brunt sukker

2 ss. Eple cider

1 pund skinkemel, helt ferdig, i store terninger

½ pund sløyfekorn, kokt

3 ss oppskåret edle pickles

Bibb salat

½ kopp skivet rødløk

1 kopp gouda i terninger

3 ss skivede ferske bladpersille

Vinaigrette, etter formel

Økologiske marinerte bønner:

1 pund erter, reduser, kutt i tredjedeler

1 ts skivet hvitløk

1 ts røde boostflak

2 ts ekstra virgin olivenolje

1 ts hvit eddik

Klype salt

Svart pepper

Metode

Forvarm komfyren til 350 grader F. Påfør nonstick matlagingsspray på en bakebolle. Bland valnøttsirup, brun glukose og eplecider i en middels bolle. Tilsett skinken og bland godt. Legg skinkeblandingen i en bakebolle og stek til den er gjennomvarme og skinken får farge, ca. 20 til 25 minutter. Ta ut av ovnen og sett til side.

Tilsett korn, sylteagurk og persille på tallerkenen med vinaigretten og vend til dekkes. Topp en stor tallerken med Bibb-salat og tilsett kornet. Legg rødløk, gouda, marinerte erter og ferdig skinke i rader på toppen av kornet. Delta.

Nyt!

grønn potetsalat

Ingredienser

7 til 8 løk, renset, tørket og hakket, grønne og hvite deler

1 lite utvalg vårløk i skiver

1 ts kosher salt

nykvernet hvit pepper

2 ss. Vann

8 ss ekstra virgin olivenolje

2 kroppsvekt rød bliss selleri, vasket

3 laurbærblad

6 ss svart eddik

2 sjalottløk, skrelt, delt i kvarte på langs og i tynne skiver

2 ss. mild dijonsennep

1 spiseskje. kapers i skiver

1 ts flytende kapers

1 liten haug estragon, hakket

Metode

I en blender blander du vårløk og gressløk. Smak til med salt etter smak.

Tilsett vann og bland. Hell 5 ss. av den ekstra virgin olivenoljen sakte

gjennom toppen av mikseren og kjør til en jevn masse. Kok opp selleri i en

kjele med vann og reduser varmen og la det småkoke. Krydre vannet med et

snev av salt og tilsett laurbærbladene. La selleri småkoke til den er mør når

den stikkes med en kniv, ca 20 minutter.

Kombiner svart eddik, sjalottløk, sennep, kapers og estragon i en tallerken

som er stor nok til å holde sellerien. Tilsett den resterende ekstra virgin

olivenoljen. Tøm sellerien og kast laurbærbladene.

Legg sellerien på tallerkenen og mos den forsiktig med tindene på en gaffel.

Krydre forsiktig med boost og natrium og bland godt. Avslutt med å tilsette blandingen av vårløk og extra virgin olivenolje. Bland godt. Holdes varm på 70 grader frem til servering.

Nyt!

brent maissalat

Ingredienser

3 ører med sukkermais

1/2 kopp skivet løk

1/2 kopp oppskåret paprika

1/2 kopp skivede tomater

Salt etter smak

Til salatdressingen

2 ss. Oliven olje

2 ss. Sitronsaft

2 ts chilipulver

Metode

Maiskolber skal grilles på middels varme til de er litt forkullet. Etter steking

fjernes kjernene fra maiskolber ved hjelp av en kniv. Ta nå en bolle og bland

kornene, hakket løk, paprika og tomater med salt og sett bollen til side.

Forbered nå salatdressingen ved å blande olivenolje, sitronsaft og chilipulver

og avkjøl den. Før servering helles dressingen over salaten og serveres.

Nyt!

coleslaw og drue

Ingredienser

2 kål, revet

2 kopper grønne druer delt i to

1/2 kopp finhakket koriander

2 grønne chili hakket

Oliven olje

2 ss. Sitronsaft

2 ts melis

Salt og pepper etter smak

Metode

For å tilberede salatdressingen, ta olivenoljen, sitronsaften med sukkeret og salt og pepper i en bolle og bland godt og avkjøl. Ha nå resten av ingrediensene i en annen bolle, bland godt og sett av. Før du serverer salaten, tilsett den avkjølte salatdressingen og rør forsiktig.

Nyt!

sitrussalat

Ingredienser

1 kopp kokt fullkornspasta

1/2 kopp oppskåret paprika

1/2 kopp gulrøtter, blanchert og hakket

1 grønn løk, revet

1/2 kopp appelsiner, kuttet i segmenter

1/2 kopp søte limebåter

1 kopp bønnespirer

1 kopp ostemasse, lite fett

2-3 ss myntebladder

1 ts sennepspulver

2 ss. Melis

Salt etter smak

Metode

For å forberede dressingen, tilsett ostemasse, mynteblader, tørr sennep, sukker og salt i en bolle og bland godt til sukkeret er oppløst. Bland resten av ingrediensene i en annen bolle og la stå. Før servering tilsett dressingen i salaten og server kald.

Nyt!

Frukt og salatsalat

Ingredienser

2-3 salatblader, kuttet i biter

1 papaya i terninger

½ kopp druer

2 appelsiner

½ kopp jordbær

1 vannmelon

2 ss. Sitronsaft

1 spiseskje. Søtnos

1 ts røde chiliflak

Metode

Ha sitronsaft, honning og chiliflak i en bolle og bland godt og sett til side. Ha

nå resten av ingrediensene i en annen bolle og bland dem godt. Før

servering, legg dressing til salaten og server umiddelbart.

Nyt!

Eple og salat salat

Ingredienser

1/2 kopp melonpuré

1 ts ristede spisskummenfrø

1 ts Cilantro

Salt og pepper etter smak

2-3 salater, kuttet i biter

1 kål, strimlet

1 revet gulrot

1 paprika, i terninger

2 ss. Sitronsaft

½ kopp hakkede druer

2 hakkede epler

2 grønne løk hakket

Metode

Ta spirer, salat, revne gulrøtter og paprika i en kjele og dekk med kaldt vann og kok opp og kok til den er sprø, dette kan ta opptil 30 minutter. Tøm dem nå og bind dem i et klede og avkjøl dem. Nå tas eplene med sitronsaften i en bolle og avkjøles. Ta nå resten av ingrediensene i en bolle og bland dem skikkelig. Server salaten umiddelbart.

Nyt!

Bønne- og paprikasalat

Ingredienser

1 kopp bønner, kokte

1 kopp kikerter, bløtlagt og kokt

Oliven olje

2 hakkede løk

1 ts hakket koriander

1 paprika

2 ss. Sitronsaft

1 ts chilipulver

Salt

Metode

Pepperen skal gjennombores med en gaffel og deretter pensles med olje og deretter stekes på lav varme. Dypp nå paprikaen i kaldt vann og fjern så det brente skinnet og skjær deretter i skiver. Kombiner resten av ingrediensene med paprikaen og bland godt. Før servering, la avkjøles i en time eller mer.

Nyt!!

Gulrot- og daddelsalat

Ingredienser

1 ½ kopp revet gulrot

1 salat

2 ss. ristede og hakkede mandler

honning sitron dressing

Metode

Ta de revne gulrøttene i en kjele med kaldt vann og la dem stå i ca 10 minutter, og la dem renne av. Nå skal det samme gjentas med salaten. Fjern nå gulrøttene og salaten med de andre ingrediensene i en bolle og avkjøl før servering. Server salaten ved å strø de ristede og hakkede mandlene på toppen.

Nyt!!

Kremet peppersalatdressing

Ingredienser

2 kopper majones

1/2 kopp melk

Vann

2 ss. sitroneddik

2 ss. Sitronsaft

2 ss. parmesan

Salt

En dæsj varm peppersaus

En dæsj Worcestershiresaus

Metode

Ta en stor bolle, samle alle ingrediensene og bland dem godt slik at de ikke

danner klumper. Når blandingen når ønsket kremet tekstur, hell den i den

friske frukt- og grønnsaksalaten din og så er salaten med salatdressingen

klar til å serveres. Denne kremete og krydrede pimentdressingen fungerer

ikke bare godt med salater, men kan også serveres med kylling, burgere og

smørbrød.

Nyt!

Hawaiian salat

Ingredienser

Til appelsindressing

En spiseskje maismel

Omtrent en kopp appelsin squash

1/2 kopp appelsinjuice

Kanelpulver

Til salaten

5-6 salatblader

1 ananas kuttet i terninger

2 bananer, kuttet i biter

1 agurk, kuttet i terninger

2 tomater

2 appelsiner, kuttet i skiver

4 svarte dadler

Salt etter smak

Metode

For å tilberede salatdressingen, ta en bolle og bland maisenna med

appelsinjuicen og tilsett deretter appelsinsquashen i bollen og kok til

dressingens tekstur tykner. Kanelpulveret og chilipulveret tilsettes så i

bollen og avkjøles i noen timer. Forbered deretter salaten, ta salatbladene i

en bolle og dekk den med vann i ca 15 minutter. Nå tas de skivede tomatene

til en bolle med ananasbitene, eplet, bananen, agurken og

appelsinsegmentene med salt etter smak og bland godt. Tilsett det nå i

salatbladene og hell deretter den kalde dressingen over salaten, før

servering.

Nyt!!

brent maissalat

Ingredienser

En pakke med sukkermaiskolber

1/2 kopp skivet løk

1/2 kopp oppskåret paprika

1/2 kopp skivede tomater

Salt etter smak

Til salatdressingen

Oliven olje

Sitronsaft

Chilli pulver

Metode

Ørene skal stekes på middels varme til de er lett brent, etter steking fjerner

du kornene fra kornene ved hjelp av en kniv. Ta nå en bolle og bland

kornene, hakket løk, paprika og tomater med salt og sett bollen til side.

Forbered nå salatdressingen ved å blande olivenolje, sitronsaft og chilipulver

og avkjøl den. Før servering helles dressingen over salaten og serveres.

Nyt!

coleslaw og drue

Ingredienser

1 strimlet kål

Ca 2 kopper grønne druer, kuttet i to

1/2 kopp finhakket koriander

3 grønne chili hakket

Oliven olje

sitronsaft, etter smak

melis, etter smak

Salt og pepper etter smak

Metode

For å tilberede salatdressingen, ta olivenoljen, sitronsaften med sukkeret og

salt og pepper i en bolle og bland godt og avkjøl. Ta nå resten av

ingrediensene i en annen bolle og sett den til side. Før du serverer salaten,

tilsett den avkjølte salatdressingen og rør forsiktig.

Nyt!!

sitrussalat

Ingredienser

Omtrent en kopp fullkornspasta, kokt

1/2 kopp oppskåret paprika

1/2 kopp gulrøtter, blanchert og hakket

Vårløk. makulert

1/2 kopp appelsiner, kuttet i segmenter

1/2 kopp søte limebåter

En kopp bønnespirer

Omtrent en kopp ostemasse, lite fett

2-3 ss mynteblader

Sennepspulver, etter smak

melis, etter smak

Salt

Metode

For å forberede dressingen, tilsett ostemasse, mynteblader, tørr sennep,

sukker og salt i en bolle og bland godt. Bland nå resten av ingrediensene i en

annen bolle og la det så hvile. Før servering tilsett dressingen i salaten og

server avkjølt.

Nyt!!

Frukt og salatsalat

Ingredienser

4 salatblader, kuttet i biter

1 papaya i terninger

1 kopp druer

2 appelsiner

1 kopp jordbær

1 vannmelon

½ kopp sitronsaft

1 ts honning

1 ts røde chiliflak

Metode

Ha sitronsaft, honning og chiliflak i en bolle og bland godt og sett til side. Ha

nå resten av ingrediensene i en annen bolle og bland dem godt. Før

servering tilsetter du dressingen i salaten.

Nyt!

kylling karri salat

Ingredienser

2 benfrie kyllingbryst uten skinn, kokt og delt i to

3-4 stangselleri, hakket

1/2 kopp lav-fett majones

2-3 ts karripulver

Metode

Ta de kokte, benfrie, skinnfrie kyllingbrystene med resten av ingrediensene,

selleri, magones med lavt fettinnhold, karripulver i mellomstore boller og

bland skikkelig. Så denne deilige og enkle oppskriften er klar til å serveres.

Denne salaten kan brukes som smørbrødfyll med salat på brød.

Nyt!!

Jordbær og spinatsalat

Ingredienser

2 ts sesamfrø

2 ts valmuefrø

2 ts hvitt sukker

Oliven olje

2 ts paprika

2 ts hvit eddik

2 ts Worcestershire saus

Hakket løk

Spinat, skyllet og kuttet i biter

1 liter hakkede jordbær

Mindre enn en kopp mandler, sølv og blanchert

Metode

Ta en middels bolle; bland valmuefrø, sesamfrø, sukker, olivenolje, eddik og

paprika sammen med Worcestershiresaus og løk. Bland dem godt og dekk til

og frys det deretter i minst en time. Ta en annen bolle og bland spinat,

jordbær og mandler sammen og hell deretter i urteblandingen og avkjøl

deretter salaten før servering i minst 15 minutter.

Nyt!

søt salat salat

Ingredienser

En 16-unse pose coleslaw blanding

1 hakket løk

Mindre enn en kopp kremet salatdressing

Vegetabilsk olje

1/2 kopp hvitt sukker

Salt

Valmuefrø

hvit eddik

Metode

Ta en stor bolle; kast coleslaw blanding og løk. Ta nå en annen bolle og

bland sammen salatdressing, vegetabilsk olje, eddik, sukker, salt og

valmuefrø. Etter å ha blandet dem godt, tilsett blandingen til

hjertesalatblandingen og belegg godt. Før du serverer den deilige salaten,

sett den i kjøleskap i minst en time eller to.

Nyt!

Klassisk makaroni salat

Ingredienser

4 kopper albuemakaroni, ukokt

1 kopp majones

Mindre enn en kopp destillert hvit eddik

1 kopp hvitt sukker

1 ts gul sennep

Salt

malt svart pepper

En stor løk, finhakket

Omtrent en kopp revne gulrøtter

2-3 stilker selleri

2 varme paprika, hakket

Metode

Ta en stor kjele og ta litt saltet vann og kok opp, tilsett makaroniene og kok

dem og la dem avkjøles i ca. 10 minutter, og la dem renne av seg. Ta nå en

stor bolle og tilsett eddik, majones, sukker, eddik, sennep, salt og pepper og

bland godt. Når det er godt blandet, tilsett selleri, grønn paprika, paprika,

gulrøtter og makaroni og bland godt igjen. Etter at alle ingrediensene er

godt blandet, la den stå i kjøleskap i minst 4-5 timer før du serverer den

deilige salaten.

Nyt!

Pære- og blåmuggostsalat

Ingredienser

Salat, kuttet i biter

Ca 3-4 pærer, skrellet og hakket

En boks blåmuggost, revet eller smuldret

Grønn løk, i skiver

Omtrent en kopp hvitt sukker

1/2 boks valnøtter

Oliven olje

2 ts rødvinseddik

sennep etter smak

Et hvitløksfedd

Salt og sort pepper etter smak

Metode

Ta en panne og varm oljen over middels varme, rør deretter sukkeret inn i

nøttene og fortsett å røre til sukkeret smelter og nøttene karamelliserer, la

dem avkjøles. Ta nå en annen bolle og tilsett olje, eddik, sukker, sennep,

hvitløk, salt og sort pepper og bland godt. Bland nå salat, pærer og

blåmuggost, avokado og løk i en bolle og tilsett så dressingblandingen og

dryss deretter på de karamelliserte pekannøttene og server.

Nyt!!

Barbie tunfisk salat

Ingredienser

En boks albacore tunfisk

½ kopp majones

En spiseskje parmesanost

søt sylteagurk, etter smak

Løkflak, etter smak

Karripulver, etter smak

tørket persille, etter smak

Dill, tørk, etter smak

Hvitløkspulver, etter smak

Metode

Ta en bolle og tilsett alle ingrediensene og bland godt. Før servering, la dem avkjøles i en time.

Nyt!!

julekyllingsalat

Ingredienser

1 pund kyllingkjøtt, kokt

en kopp majones

en teskje paprika

Omtrent to kopper tranebær, tørket

2 grønne løk finhakket

2 grønne paprika, hakket

En kopp hakkede valnøtter

Salt og sort pepper etter smak

Metode

Ta en middels bolle, bland majones, paprika og smak til og tilsett salt om

nødvendig. Ta nå blåbær, selleri, paprika, løk og valnøtter og bland dem

godt. Nå tilsettes den kokte kyllingen og blandes deretter godt igjen. Smak

til og tilsett malt sort pepper om nødvendig. Før servering, la avkjøle i minst

en time.

Nyt!!

Meksikansk bønnesalat

Ingredienser

En boks med svarte bønner

en boks bønner

En boks cannellinibønner

2 grønne paprika hakket

2 røde paprika

En pakke med frosne maiskjerner.

1 rødløk finhakket

Oliven olje

1 spiseskje. rødvinseddik

½ kopp sitronsaft

Salt

1 hvitløk, knust

1 spiseskje. Koriander

1 ts spisskummen, malt

Svart pepper

1 ts peppersaus

1 ts chilipulver

Metode

Ta en bolle og bland bønner, paprika, frossen mais og rødløk. Ta nå en

annen liten bolle, bland olje, rødvinseddik, sitronsaft, koriander,

spisskummen, sort pepper og smak til og tilsett den varme sausen med

chilipulveret. Hell i dressingblandingen og bland godt. Før servering, la dem

avkjøles i en time eller to.

Nyt!!

Bacon Ranch Pasta Salat

Ingredienser

En boks rå tricolor rotini pasta

9-10 baconskiver

en kopp majones

Salatdressing blanding

1 ts hvitløkspulver

1 ts hvitløk pepper

1/2 kopp melk

1 hakket tomat

En boks med svarte oliven

En kopp cheddarost, revet

Metode

Ha saltet vann i en kjele og kok opp. Kok pastaen i den til den er myk i ca 8

minutter. Ta nå en panne og varm oljen i en panne og kok baconet i den og

når den er kokt, tøm den av og hakk den. Ta en annen bolle og tilsett de

resterende ingrediensene og tilsett den med pasta og bacon. Server når

godt blandet.

Nyt!!

potetsalat med rød skinn

Ingredienser

4 nye røde poteter, renset og skrubbet

2 egg

et halvt kilo bacon

finhakket løk

En stilk hakket selleri

Ca 2 kopper majones

Salt og pepper etter smak

Metode

Ha saltet vann i en kjele og kok opp og tilsett så nypotetene i kjelen og kok i ca 15 minutter, til de er møre. Tøm deretter potetene og la dem avkjøles. Ta nå eggene i en panne og dekk dem med kaldt vann og kok så opp vannet og ta så kjelen av varmen og sett den til side. Kok nå baconet og la det renne av og sett det til side. Tilsett nå og ingrediensene med poteter og bacon og bland godt. Avkjøl den og server.

Nyt!!

Svart bønne og couscous salat

Ingredienser

En kopp couscous, ukokt.

Omtrent to kopper kyllingbuljong

Oliven olje

2-3 ss limejuice

2-3 ss rødvinseddik

Spisskummen

2 grønne løk hakket

1 rød paprika hakket

nyhakket koriander

En kopp frosne maiskjerner.

To bokser med svarte bønner

Salt og pepper etter smak

Metode

Kok opp kyllingbuljongen og rør deretter couscousen, og kok den ved å

dekke til pannen og deretter sette til side. Bland nå olivenolje, limejuice,

eddik og spisskummen og tilsett deretter løk, paprika, koriander, mais,

bønner og dekk til. Bland nå alle ingrediensene sammen og la det avkjøles i

noen timer før servering.

Nyt!!

gresk kyllingsalat

Ingredienser

2 kopper kokt kyllingkjøtt

1/2 kopp skivede gulrøtter

1/2 kopp agurk

Omtrent en kopp hakkede sorte oliven

Omtrent en kopp fetaost, revet eller smuldret

Salatdressing i italiensk stil

Metode

Ta en stor bolle, ta den kokte kyllingen, gulrøtter, agurk, oliven og ost og

bland dem godt. Tilsett nå salatdressingblandingen og bland godt igjen. Nå

avkjøles bollen ved å dekke den. Server når den er kald.

Nyt!!

fancy kyllingsalat

Ingredienser

½ kopp majones

2 ss. sitroneddik

1 finhakket hvitløk

1 ts fersk dill, finhakket

Ett pund kokte, benfrie, skinnfrie kyllingbryst

½ kopp fetaost, revet

1 rød paprika

Metode

Majones, eddik, hvitløk og dill bør blandes godt og settes i kjøleskap i minst
6-7 timer eller over natten. Nå slenges kyllingen, paprikaen og osten
sammen og avkjøles i noen timer og deretter serveres den sunne og deilige
salatoppskriften.

Nyt!!

Fruktig kylling karri salat

Ingredienser

4-5 kyllingbryst, kokte

En stilk hakket selleri

Grønn løk

Over en kopp gylne rosiner

Eple, skrelt og skåret i skiver

ristede valnøtter

Grønne druer, frøsatt og delt i to

karri pulver

En kopp lav-fett majones.

Metode

Ta en stor bolle og ta alle ingrediensene som selleri, løk, rosiner, skivede epler, ristede valnøtter, grønne frøfrie druer med karripulver og majones og bland godt. Når de er godt kombinert med hverandre, la de hvile noen minutter og server deretter den deilige og sunne kyllingsalaten.

Nyt!!

Fantastisk kylling karri salat

Ingredienser

Ca 4-5 benfrie kyllingbryst uten skinn, kuttet i to

en kopp majones

Omtrent en kopp varm saus

En teskje karripulver

Omtrent en teskje. av pepper

Valnøtter, omtrent en kopp, hakket

En kopp druer, frøet og kuttet i to.

1/2 kopp finhakket løk

Metode

Ta en stor panne, stek kyllingbrystene i den i ca 10 minutter og når den er stekt, riv den i stykker ved hjelp av en gaffel. Tøm dem deretter og la dem avkjøles. Ta nå en annen bolle og tilsett majones, varm saus, karripulver og pepper og bland. Rør så de kokte og revne kyllingbrystene inn i blandingen og hell deretter i valnøttene, karri og pepper. Før servering, avkjøl salaten i noen timer. Denne salaten er et ideelt alternativ for burgere og smørbrød.

Nyt!

krydret gulrotsalat

Ingredienser

2 gulrøtter, hakket

1 finhakket hvitløk

Omtrent en kopp vann 2-3 ss. Sitronsaft

Oliven olje

Salt etter smak

pepper etter smak

røde pepper flak

Persille, frisk og hakket

Metode

Ta gulrøttene til mikrobølgeovnen og stek dem i noen minutter med

finhakket hvitløk og vann. Ta den ut av mikrobølgeovnen, når gulroten er

kokt og myk. Tøm deretter gulrøttene og sett det til side. Tilsett nå

sitronsaft, olivenolje, pepperflak, salt og persille i bollen med gulrøtter og

bland godt. La den avkjøles i noen timer og så er den deilige krydrede

salaten klar til servering.

Nyt!!

Asiatisk eplesalat

Ingredienser

2-3 ts Riseddik 2-3 ss. lime juice

Salt etter smak

Sukker

1 ts fiskesaus

1 jicama julienned

1 hakket eple

2 vårløk, finhakket

mynte

Metode

Riseddik, salt, sukker, limejuice og fiskesaus bør blandes ordentlig i en

middels bolle. Når den er godt blandet, skal den julienned jicama blandes

med de hakkede eplene i bollen og blandes godt. Vårløkkotelettene og

mynten tilsettes deretter og blandes. Før du serverer salaten sammen med

sandwichen eller burgeren, la den avkjøles en stund.

Nyt!!

Gresskar Orzo salat

Ingredienser

1 zucchini

2 hakkede vårløk

1 gul squash

Oliven olje

En boks kokt orzo

dill

Persille

½ kopp geitost, revet

Pepper og salt etter smak

Metode

Zucchini, hakket vårløk med gul squash surres i olivenolje på middels varme. De skal kokes i noen minutter til de er myke. Overfør dem nå til en bolle og hell den kokte orzoen i bollen, med persille, revet geitost, dill, salt og pepper og bland deretter igjen. Avkjøl salaten i noen timer før du serverer retten.

Nyt!!

Brønnkarse-fruktsalat

Ingredienser

1 vannmelon kuttet i terninger

2 fersken, kuttet i terninger

1 haug med brønnkarse

Oliven olje

½ kopp sitronsaft

Salt etter smak

pepper etter smak

Metode

Vannmelonterninger og ferskenskiver slenges med brønnkarse i en middels

bolle og deretter drysses olivenolje med limesaft. Krydre deretter etter

smak og tilsett eventuelt salt og pepper etter smak. Når alle ingrediensene

er blandet enkelt og riktig, setter du det til side eller det kan også

oppbevares i kjøleskapet noen timer og så er den deilige og sunne

fruktsalaten klar til servering.

Nyt!!

Cæsarsalat

Ingredienser

3 hvitløksfedd finhakket

3 ansjoser

½ kopp sitronsaft

1 ts Worcestershire saus

Oliven olje

en eggeplomme

1 hode romainesalat

½ kopp parmesanost, revet

krutonger

Metode

De hakkede hvitløksfeddene med ansjos og sitronsaft pureres, deretter

tilsettes Worcestershire-sausen med salt, pepper og eggeplommen og

blandes igjen, til den er jevn. Denne blandingen skal lages ved hjelp av en

blender på svak varme, nå tilsettes olivenoljen sakte og gradvis og så

tilsettes romansalaten. Deretter bør blandingen settes til side en stund.

Server salaten toppet med parmesanost og krutonger.

Nyt!!

Kylling og mango salat

Ingredienser

2 kyllingbryst, uten ben, kuttet i biter

Mesclun Greens

2 mango, kuttet i terninger

¼ kopp sitronsaft

1 ts revet ingefær

2 ts honning

Oliven olje

Metode

Sitronsaften og honningen skal piskes sammen i en bolle og tilsett deretter

revet ingefær og tilsett også olivenolje. Etter å ha blandet ingrediensene

godt i bollen, sett den til side. Kyllingen skal deretter grilles og avkjøles, og

etter avkjøling rives kyllingen i terninger som er lett å bite. Ta så kyllingen

over i bollen og bland den godt sammen med grønnsakene og mangoene.

Etter å ha blandet alle ingrediensene godt, sett den til side for å avkjøles og

server deretter den deilige og interessante salaten.

Nyt!!

Appelsinsalat med mozzarella

Ingredienser

2-3 appelsiner, i skiver

Mozzarella ost

Friske basilikumblader, kuttet i biter

Oliven olje

Salt etter smak

pepper etter smak

Metode

Mozzarella og appelsinskiver blandes med friske basilikumblader. Etter å ha

blandet dem godt, dryss olivenolje over blandingen og smak til. Deretter,

om nødvendig, tilsett salt og pepper etter smak. Før du serverer salaten, la

den stå kaldt i noen timer, da dette vil gi salaten de rette smakene.

Nyt!!

tre bønnesalat

Ingredienser

1/2 kopp cider eddik

Omtrent en kopp sukker

En kopp vegetabilsk olje

Salt etter smak

½ kopp grønne bønner

½ kopp voksbønner

½ kopp bønner

2 rødløk, finhakket

Salt og pepper etter smak

bladpersille

Metode

Cidereddiken med vegetabilsk olje, sukker og salt legges i en gryte og kokes

opp, deretter tilsettes bønnene med skivet rødløk og marineres i minst en

time. Etter en time, smak til med salt, tilsett salt og pepper, om nødvendig,

server deretter med fersk persille.

Nyt!!

miso tofu salat

Ingredienser

1 ts ingefær, finhakket

3-4 ss miso

Vann

1 spiseskje. risvineddik

1 ts soyasaus

1 ts chilipasta

1/2 kopp peanøttolje

En babyspinat, hakket

½ kopp tofu, kuttet i biter

Metode

Hakket ingefær bør pureres med miso, vann, risvineddik, soyasaus og

chilipasta. Deretter skal denne blandingen blandes med en halv kopp

peanøttolje. Når det er godt blandet, tilsett tofu i terninger og hakket

spinat. Avkjøl og server.

Nyt!!

Japansk reddiksalat

Ingredienser

1 skivet vannmelon

1 reddik, i skiver

1 vårløk

1 haug møre grønnsaker

mirin

1 ts risvineddik

1 ts soyasaus

1 ts revet ingefær

Salt

sesamolje

Vegetabilsk olje

Metode

Ta vannmelonen, reddiken med vårløken og det grønne i en bolle og legg

det til side. Ta nå en annen bolle, tilsett mirin, eddik, salt, revet ingefær,

soyasaus med sesamolje og vegetabilsk olje og bland godt. Når

ingrediensene i bollen er godt blandet, fordel denne blandingen over bollen

med vannmeloner og reddiker. Dermed er den interessante, men veldig

deilige salaten klar til å bli servert.

Nyt!!

Southwest Cobb

Ingredienser

1 kopp majones

1 kopp kjernemelk

1 ts krydret Worcestershire saus

1 ts Cilantro

3 vårløk

1 spiseskje. appelsinskall

1 finhakket hvitløk

1 hode romainesalat

1 avokado, i terninger

Jicama

½ kopp chili ost, revet eller smuldret

2 appelsiner, kuttet i skiver

Salt etter smak

Metode

Majonesen og kjernemelken bør pureres med den varme Worcestershire-

sausen, vårløk, appelsinskall, koriander, hakket hvitløk og salt. Ta nå en

annen bolle og bland romansalat, avokado og jicamas med appelsinene og

revet ost. Hell nå den purerte kjernemelken over bollen med appelsiner og

sett den til side, før servering, slik at den riktige smaken av salaten oppnås.

Nyt!!

Caprese salat

Ingredienser

1 pakke Fusilli

1 kopp mozzarella, i terninger

2 tomater, frøet og hakket

friske basilikumblader

¼ kopp ristede pinjekjerner

1 finhakket hvitløk

Salt og pepper etter smak

Metode

Fusillien tilberedes i henhold til instruksjonene og settes deretter til

avkjøling. Når den er avkjølt, bland med mozzarella, tomater, ristede

pinjekjerner, hakket hvitløk og basilikumblader og smak til, tilsett salt og

pepper, om nødvendig, etter smak. Hold all salatblandingen til side for å

avkjøles og server deretter med smørbrød eller burgere eller til et av

måltidene dine.

Nyt!!

Røkt ørretsalat

Ingredienser

2 ss. sitroneddik

Oliven olje

2 hakket sjalottløk

1 ts pepperrot

1 ts dijonsennep

1 ts honning

Salt og pepper etter smak

1 boks røkt ørret, flak

2 epler, i skiver

2 rødbeter, i skiver

ruccola

Metode

Ta en stor bolle og sleng røkt ørret i flak med epler, rødbeter og ruccola og sett bollen til side. Ta nå en annen bolle og bland sammen cidereddik, olivenolje, pepperrot, hakket sjalottløk, honning og dijonsennep, og krydre blandingen etter smak og tilsett salt og pepper etter din smak om nødvendig. Ta nå denne blandingen og hell den over bollen med epler og bland godt og server deretter salaten.

Nyt!!

Eggesalat med bønner

Ingredienser

1 kopp grønne bønner, blanchert

2 reddiker, i skiver

2 egg

Oliven olje

Salt og pepper etter smak

Metode

Eggene skal kokes først med mangold og deretter blandes med de blancherte grønne bønnene og oppskårne reddiker. Bland godt og dryss deretter over olivenolje og smak til. Når alle ingrediensene er godt blandet, setter du dem til side og lar dem avkjøles. Når blandingen avkjøles er salaten klar til servering.

Nyt!!

ambrosia salat

Ingredienser

1 kopp kokosmelk

2-3 skiver appelsinskall

Noen dråper vaniljeessens

1 kopp skivede druer

2 mandariner, i skiver

2 epler, i skiver

1 revet og ristet kokosnøtt

10-12 valnøtter, knust

Metode

Ta en middels bolle og bland kokosmelken, appelsinskallet med

vaniljeessensen. Når riktig blandet, tilsett mandarin i skiver med skivede

epler og druer. Etter å ha blandet alle ingrediensene skikkelig, sett den i

kjøleskap i en time eller to før du serverer den deilige salaten. Når salaten er

avkjølt, server den med smørbrød eller burgere.

Nyt!!

kile salat

Ingredienser

en kopp majones

En kopp blåmuggost

1/2 kopp kjernemelk

en sjalottløk

Revet sitron

Engelsk saus

friske bladpersille

isfjellskiler

1 hardkokt egg

1 kopp bacon, smuldret

Salt og pepper etter smak

Metode

Majonesen med blåmuggost, kjernemelk, sjalottløk, saus, sitronskall og persille pureres. Etter å ha laget pureen, smak til og tilsett eventuelt salt og pepper etter smak. Ta nå en annen bolle og sleng isfjellskivene inn i bollen med eggemimosaen, for å få eggemimosaen til å farge de hardkokte eggene gjennom silen. Hell nå den mosede majonesen over bollen med kiler og mimosa og bland godt. Salaten serveres ved å smøre ferskt bacon på den.

Nyt!!

Spansk peppersalat

Ingredienser

3 vårløk

4-5 oliven

2 paprika

2 ss. Sherryvinager

1 hode røkt paprika

1 hode romainesalat

1 håndfull mandler

Et hvitløksfedd

Brødskiver

Metode

Gressløken grilles og kuttes deretter i biter. Ta nå en bolle til og tilsett

paprika og oliven med mandler, røkt paprika, eddik, romansalat og grillet og

hakket vårløk. Bland ingrediensene i bollen godt og sett til side. Nå stekes

brødskivene og ved steking gnis hvitløksfeddene på skivene og deretter

helles blandingen av paprika over det grillede brødet.

Nyt!!

mimosasalat

Ingredienser

2 hardkokte egg

½ kopp smør

1 salathode

Eddik

Oliven olje

hakkede urter

Metode

Ta en middels bolle og bland salaten, smøret med eddiken, olivenoljen og de

hakkede urtene. Etter å ha blandet bolleingrediensene skikkelig, sett bollen

til side en stund. I mellomtiden vil mimosaen tilberedes. For å tilberede

mimosaen, skrelles først de hardkokte eggene og deretter siles de

hardkokte eggene ved hjelp av en sil og mimosaegget er klart. Nå bør denne eggemimosaen skje over salatbollen, før du serverer den deilige

mimosasalaten.

Nyt!!

klassisk waldorf

Ingredienser

1/2 kopp majones

2-3 ss rømme

2 vårløk

2-3 ss persille

1 sitronskall og saft

Sukker

2 hakkede epler

1 stilk hakket selleri

Valnøtter

Metode

Ta en bolle og så majones, rømme skal piskes med gressløk, sitronskall og

saft, persille, pepper og sukker. Når ingrediensene i bollen er godt blandet,

setter du den til side. Ta nå en annen bolle og bland eplene, hakket selleri

og valnøtter sammen. Ta nå majonesblandingen og bland den med epler og

selleri. Bland alle ingrediensene godt, la bollen hvile en stund og server så

salaten.

Nyt!!

Svartøyd ertesalat

Ingredienser

lime juice

1 finhakket hvitløk

1 ts spisskummen, malt

Salt

Koriander

Oliven olje

1 kopp svartøyde erter

1 jalapeño, finhakket eller knust

2 tomater, i terninger

2 rødløk, finhakket

2 avokadoer

Metode

Limesaften skal blandes med hvitløk, spisskummen, koriander, salt og

olivenolje. Når alle disse ingrediensene er godt blandet, sleng denne

blandingen med mosede jalapeños, svarte erter, avokado og finhakket

rødløk. Når alle ingrediensene er godt blandet, la salaten stå i noen

minutter, og server deretter.

Nyt!!

Tomater med mynte og basilikum

Ingredienser

4 tomater

2 ss. Oliven olje

2 ss. Hvitvinseddik

Salt etter smak

pepper etter smak

mynteblader

2 sjalottløk, i skiver

Metode

Skjær først de ferske tomatene i biter. Legg dem så i en miksebolle for

salater. Tilsett litt salt, litt pepper etter smak og sjalottløk i skiver. Hold dem

i 6 minutter. Drypp nå på litt hvitvinseddik og litt extra virgin olivenolje.

Fullfør nå dette med fersk mynte. Og denne enkle og smakfulle salatretten er klar til å ledsage ethvert måltid. Du kan servere dette med brødsmuler.

Server toppet med myntebladder.

Nyt!

blåbær med grønnsaker

Ingredienser

6 og hakket asparges

1 haug babyspinat

½ kopp tørkede tranebær

En skvett olivenolje

2 ss. Balsamicoeddik etter smak

2 kopper salatdressing

Klype salt

Svart pepper

Metode

Kutt først den ferske aspargesen og kok til de er møre. Vask den ferske

babyspinaten. Tilsett nå litt olje, litt salatdressing og balsamicoeddik i en

liten bolle og dryss litt salt og malt svart pepper etter smak. Bland dem veldig godt. Tilsett nå aspargesen og dette i en salatskål og bland. Tilsett deretter tørkede søte tranebær.

Nyt!

Quinoasalat med blåbær og glaserte valnøtter

Ingredienser

2 kopper kokt quinoa

½ kopp tørkede tranebær

5-6 glaserte valnøtter

4 ss olivenolje

4 tomater, fine terninger

2 ss. persille

2 ss. mynteblader

litt salt

klype svart pepper etter smak

Metode

Legg den kokte quinoaen i en dyp bolle. Ta nå de tørkede tranebærene og

de glaserte pekannøtter i bollen. Tilsett nå de friske tomatene i terninger, litt fersk persille og mynteblader og drypp over litt olje. Bland dem alle godt.

Smak nå til med salt og sort pepper. Denne smakfulle retten er klar til bruk.

Nyt!

Pasta salat med laks

Ingredienser

2 stykker kokt laks, kuttet i terninger

1 kopp kokt pasta

2 stilker selleri

½ kopp majones

2 tomater i terninger

2-3 grønne løk, nyhakket

1 kopp rømme

1 rødt eple i terninger

limesaft fra 1/2 sitron

Metode

Ta først en dyp bolle og bland den kokte laksen i terninger, den kokte

pastaen sammen med litt nyhakket selleri og tomater, epler i terninger og grønn løk. Bland dem godt. Tilsett nå hjemmelaget majones, fersk rømme

og drypp med fersk limejuice fra en halv sitron. Bland nå alle sammen godt.

Dette er klart.

Nyt!

Soppsalat med spinat og romansalat

Ingredienser

1 haug spinat

1 romansalat

4-5 sopp

2 skrellede tomater

2 ss. smør, valgfritt

Salt

svart eller hvit pepper

Metode

Ha fersk spinat og romansalat. Stek i smør, valgfritt. Det tar bare 7 til 8

minutter. I mellomtiden hakker du soppen og legger den i en bolle. Tilsett

deretter tomater i soppen. Sett dette i mikrobølgeovnen i ca 2 til 3 minutter.

Bland dem nå med sautert spinat og romainesalat. Bland godt og dryss over

salt og svart eller hvit pepper.

Nyt!

Waldorfsalat med kylling

Ingredienser

½ kopp hakkede valnøtter

½ kopp sennep og honning

3 kopper kokt kylling, hakket

½ kopp majones

1 kopp røde druer, kuttet i to

1 kopp selleri i terninger

1 galla eple, i terninger

Salt

Pepper

Metode

Ta en grunn panne for å bake de hakkede pekannøtter i 7-8 minutter i en forvarmet ovn, 350 grader. Bland nå alle ingrediensene og juster krydderet.

Nyt!

Krydret ruccola og potetsalat

Ingredienser

2 pund poteter, kuttet og kokt

2 kopper ruccola

6 ts ekstra virgin olivenolje

¼ teskje svart pepper

3 hakket sjalottløk

3/8 ts salt

½ ts sherryeddik

1 ts sitronsaft

2 ts sennep, malt stein

1 ts revet sitronskall

Metode

Varm opp 1 ts. av olje i en stekepanne og surr sjalottløken til den er gyldenbrun. Overfør sjalottløk til en bolle og bland alle de resterende ingrediensene unntatt poteter. Bland godt. Dekk nå potetene med dressingen og bland godt.

Nyt!

Kyllingsaus med avokadosalat

Ingredienser

2 ts olivenolje

4 gram tortillachips

2 ts limejuice

1 avokado, hakket

3/8 ts kosher salt

¾ kopp saus, avkjølt

1/8 ts sort pepper

2 kopper kyllingbryst, kokt og strimlet

¼ kopp hakket koriander

Metode

Bland olivenolje, limejuice, sort pepper og salt i en bolle. Tilsett nå hakket koriander og kylling og bland godt. Topp med hakket avokado og salsa. Server salaten på tortillachips for best resultat.

Nyt!

Kremet potet dill salat

Ingredienser

¾ pund poteter, kuttet og kokt

¼ teskje svart pepper

½ engelsk agurk, i terninger

¼ teskje kosher salt

2 ts rømme, lite fett

2 ts hakket dill

2 ts yoghurt, fettfri

Metode

Poteter skal kokes til de er møre. Ta en bolle og bland dill, yoghurt, fløte, agurkterninger og sort pepper. Ingrediensene må blandes godt. Tilsett nå de kokte potetterningene og bland godt.

Nyt!

Kyllingsalat med ost og rucolablader

Ingredienser

3 brødskiver, kuttet i terninger

½ kopp parmesanost, revet

3 ts smør, usaltet og smeltet

2 ts hakket persille

5 basilikumblader, kuttet i strimler

¼ kopp olivenolje

2 kopper stekt og hakket kylling

5 gram ruccolablader

3 ts rødvinseddik

Pepper, etter smak

Metode

Varm opp smøret og 2 ts. av olivenolje og tilsett brødterningene. Stek

brødterningene i forvarmet ovn, 400 grader, til de er gyldenbrune. Tilsett

resten av ingrediensene med brødterningene og bland godt.

Nyt!

Potetsalat med varm pepper

Ingredienser

2 pund gulfinnpoteter i terninger

¼ ts hvit pepper

2 ts salt

¼ kopp krem

4 ts sitronsaft

2 kvister dill

2 bunter gressløk

Metode

Kok potetterningene til de er møre og renn av. Bland 3 ts. av sitronsaft til potetene og la stå i 30 minutter. Pisk fløten jevn og bland med alle de andre ingrediensene. Dekk potetene med blandingen og bland godt.

Nyt

Kyllingsalat med couscous

Ingredienser

1 kopp couscous

7 gram kyllingbryst, kokt

¼ kopp Kalamata oliven, hakket

1 finhakket hvitløksfedd

2 ts hakket persille

¼ teskje svart pepper

1 ts hakkede kapers

1 ts limejuice

2 ts olivenolje

Salt etter smak

Metode

Kok couscous uten salt eller fett etter anvisning på pakken. Skyll kokt couscous under kaldt vann. Ta en bolle for å blande ingrediensene unntatt kylling og couscous. Tilsett den kokte couscousen og bland godt. Tilsett kyllingen og server umiddelbart.

Nyt!

Rød potetsalat med kjernemelk

Ingredienser

3 pund røde poteter, delt i kvarte

1 finhakket hvitløksfedd

½ kopp rømme

½ ts sort pepper

1 ts kosher salt

1/3 kopp kjernemelk

1 ts hakket dill

¼ kopp hakket persille

2 ts hakket gressløk

Metode

Kok potetkvartene til de er møre i en nederlandsk ovn. Avkjøl kokte poteter

i 30-40 minutter. Bland rømme med resten av ingrediensene. Topp poteter

med dressing og bland for å kombinere ingrediensene.

Nyt!

Kyllingsalat med honningmelon

Ingredienser

¼ kopp riseddik

2 ts hakkede og ristede valnøtter

2 ts soyasaus

¼ kopp hakket koriander

2 ts peanøttsmør

2 kopper kyllingbryst, kokt og revet

1 ts honning

3 ts grønn løk, i skiver

1 kopp hakket agurk

¾ ts sesamolje

3 kopper melon, kuttet i strimler

3 kopper melon, kuttet i strimler

Metode

Bland soyasaus, peanøttsmør, eddik, honning og sesamolje. Tilsett

cantaloupe, løk, cantaloupe og agurk og bland godt. Topp kyllingbryst med

blanding og koriander under servering.

Nyt!

Egg og potetsalat med dijonsennep

Ingredienser

4 pund poteter

¾ teskje pepper

½ kopp selleri, i terninger

½ kopp hakket persille

1 ts dijonsennep

1/3 kopp hakket grønn løk

2 hvitløksfedd finhakket

1 ts dijonsennep

3 egg kokt og smuldret

½ kopp krem

1 kopp majones

Metode

Kok potetene til de er møre. Skrell og skjær potetene i terninger. Kombiner poteter, grønn løk, selleri og persille i en bolle. Bland majones og andre ingredienser i en bolle. Hell denne blandingen over potetene og bland godt.

Nyt!

Kyllingsalat med honning og valnøtter

Ingredienser

4 kopper kokt og hakket kylling

¼ teskje pepper

3 ribber selleri, i terninger

¼ teskje salt

1 kopp tørkede søte tranebær

1/3 kopp honning

½ kopp valnøtter, hakket og ristet

2 kopper majones

Metode

Kast hakket kylling med selleri, tørkede tranebær og valnøtter. Pisk majones

til en jevn blanding i en annen bolle. Tilsett honning, pepper og salt til

majones og bland godt. Topp kyllingblandingen med majonesblandingen og

bland godt slik at ingrediensene blir godt blandet.

Nyt!

Kyllingsalat med druer og majones

Ingredienser

6 kopper hakket og kokt kylling

½ kopp valnøtter

2 ts dijonsennep

2 kopper røde druer, i skiver

½ kopp rømme

2 ts valmuefrø

½ kopp majones

2 kopper hakket selleri

1 ts sitronsaft

Metode

Ta en bolle og sleng kyllingen med majones, sitronsaft, rømme, druer,

valmuefrø, dijonsennep og selleri. Juster salt og pepper. Dekk bollen og

avkjøl til den er avkjølt. Tilsett valnøttene og server umiddelbart.

Nyt!

Potet- og urtekremsalat

Ingredienser

¾ kopp rømme

1 kopp grønne erter

¼ kopp yoghurt

6 kopper røde poteter, kuttet i fire

1 ts hakket timian

½ teskje salt

1 ts hakket dill

Metode

Bland fløte, yoghurt, dill, timian og salt i en bolle og oppbevar separat. Kok

potetkvartene og ertene i nok vann til de er møre. Tøm av overflødig vann.

Bland potet og erter inn i den tilberedte blandingen. Bland godt for å blande

ingrediensene godt.

Nyt!

Krydret kyllingsalat med rosiner

Ingredienser

¼ kopp majones

3 ts rosiner

1 ts karripulver

1/3 kopp selleri, i terninger

1 kopp sitronkylling, grillet

1 hakket eple

1/8 ts salt

2 ts vann

Metode

Bland karripulver, majones og vann i en bolle. Tilsett sitronkylling, hakket

eple, rosiner, selleri og salt. Bruk en slikkepott til å blande ingrediensene

godt. Dekk til salaten og avkjøl til den er avkjølt.

Nyt!

potetsalat med mynte

Ingredienser

7 røde poteter

1 kopp erter, frosne og tint

2 ts hvitvinseddik

½ ts sort pepper

2 ts olivenolje

¾ teskje salt

2 ts finhakket sjalottløk

¼ kopp hakkede mynteblader

Metode

Kok potetene i vann i en dypbunnet panne til de er møre. Avkjøl potetene og skjær dem i terninger. Bland eddik, sjalottløk, mynte, olivenolje, salt og sort pepper. Tilsett potetterninger, erter og tilberedt blanding. Bland godt og server.

Nyt!

Kylling karri salat med blandede grønnsaker

Ingredienser

Kyllingkarri, frossen og tint

10 gram spinatblader

1 ½ kopper hakket selleri

¾ kopp majones

1 ½ kopper grønne druer, kuttet i to

½ kopp hakket rødløk

Metode

Legg frossen kyllingkarri i en bolle. Tilsett rødløk, grønne druer, babyspinatblader og selleri til kyllingkarri. Bland godt. Tilsett nå majonesen og bland godt igjen. Tilpass salt og pepper etter smak.

Nyt!

Kyllingsalat med valnøtter

Ingredienser

1 kopp bulgur

2 vårløk, i skiver

2 kopper kyllingbuljong

3 kopper kokt og hakket kylling

1 eple skåret i terninger

3 ts hakkede valnøtter

¼ kopp olivenolje

2 ts cider eddik

1 ts dijonsennep

1 ts brunt sukker

Salt

Metode

Kok opp bulguren med buljongen og kok opp. La det avkjøles i 15 minutter.

Rist valnøttene i en panne og legg i en bolle til avkjøling. Bland alle

ingrediensene godt i en bolle. Juster saltet og server.

Nyt!

kyllingsalat med sennep

Ingredienser

1 kokt egg

¼ teskje svart pepper

¾ pund fingerling poteter

¼ teskje kosher salt

2 ts majones, lite fett

3 ts finhakket rødløk

1 ts yoghurt

1/3 kopp hakket selleri

1 ts sennep

Metode

Skjær potetene i terninger og kok til de er møre. Hakk det kokte egget.

Bland alle ingrediensene unntatt egg og poteter. Tilsett blandingen over

hakkede egg og potetterninger. Bland godt slik at ingrediensene blandes

godt. Tilpass salt og pepper etter smak.

Nyt!

Krydret ingefærpotetsalat

Ingredienser

2 pund røde poteter, i terninger

2 ts hakket koriander

2 ts riseddik

1/3 kopp grønn løk, i skiver

1 ts sesamolje

1 jalapeñopepper, finhakket

4 ts sitrongress, finhakket

¾ teskje salt

2 ts revet ingefær

Metode

Kok potetene til de er møre. Tøm av overflødig vann. Bland sammen resten

av ingrediensene godt. Dekk de kokte potetene med blandingen. Bruk en

slikkepott til å blande ingrediensene.

Nyt!

Selleri og potetsalat

Ingredienser

2 pund røde poteter, i terninger

2 gram paprika, i terninger

½ kopp rapsmajones

1/8 ts hvitløkspulver

¼ kopp hakket grønn løk

¼ teskje svart pepper

¼ kopp yoghurt

½ teskje sellerifrø

¼ kopp rømme

½ teskje salt

1 teskje sukker

1 ts hvitvinseddik

2 ts tilberedt sennep

Metode

Kok potetterningene til de er myke og hell av overflødig vann. Avkjøl de

kokte potetene i ca 30 minutter. Bland resten av ingrediensene i en bolle.

Tilsett potetterningene og bland godt.

Nyt!

Limekylling med potetsalat

Ingredienser

1 pund poteter

1 finhakket hvitløksfedd

2 kopper erter

½ ts sort pepper

2 kopper hakket kyllingbryst

1 ts salt

½ kopp hakket rød paprika

1 ts salt

½ kopp hakket løk

1 ts estragon, finhakket

1 ts limejuice

2 ts olivenolje

1 ts dijonsennep

Metode

Kok poteter, erter og kyllingbryst hver for seg til de er møre. Bland resten av ingrediensene i en bolle. Tilsett nå potetterninger, erter og kyllingbryst i miksebollen. Bruk en slikkepott og bland ingrediensene godt. Server umiddelbart.

Nyt!

Potetsalat med geitost

Ingredienser

2 ½ pund poteter

1 finhakket hvitløksfedd

¼ kopp tørr hvitvin

1 ts dijonsennep

½ teskje salt

2 ts olivenolje

½ ts sort pepper

2 ts estragon, finhakket

1/3 kopp hakket løk

¼ kopp rødvinseddik

½ kopp hakket persille

3 gram geitost

¼ kopp rømme

Metode

Kok poteter i vann til de er møre. Bland poteter, vineddik, pepper og salt i

en bolle. La stå i 15 minutter. Tilsett nå resten av ingrediensene til

potetblandingen og bland godt. Server umiddelbart.

Nyt!

Pico de Gallo - Autentisk meksikansk saus

Ingredienser:

3 store tomater i terninger, sautert

1 middels løk hakket

¼ haug med Cilantro, bruk mer eller mindre etter din smak

valgfrie ingredienser

½ agurk skrelt og i terninger

Sitronsaft fra ½ sitron

½ ts finhakket hvitløk

Salt etter smak

2 jalapeños, eller mer hvis du foretrekker det mer krydret

1 terning skrelt avokado

Metode

Kombiner alle ingrediensene i en stor miksebolle og bland godt. Server

umiddelbart.

Nyt!

Olivenolje og sitronsalatdressing

Ingredienser:

8 finhakkede hvitløksfedd

½ ts sort pepper

1 kopp ferskpresset sitronsaft

2 ts salt

½ kopp ekstra virgin olivenolje

Metode

Ha alle ingrediensene i en blender og kjør til alle ingrediensene er blandet.

Denne dressingen bør oppbevares i en lufttett beholder og brukes snart,

ellers blir dressingen sur av sitronsaften i den.

Nyt!

Bønne-, mais- og avokadosalat

Ingredienser:

1 boks svarte bønner, avrent

1 boks gul søtmais, hermetisert, drenert

2 ss. lime juice

1 ts olivenolje

4 ss Cilantro

5 kopper hakket rå løk

1 avokado

1 moden rød tomat

Metode

Ha alle ingrediensene i en stor miksebolle og bland forsiktig. Server umiddelbart eller server kald.

Nyt!

Sørvest-pastasalat

Ingredienser:

1-8 gram liten fullkornspasta

15 gram mais

15 gram svarte bønner

1 kopp saus, hvilken som helst variant

1 kopp revet cheddarost

1 kopp grønn paprika i terninger, paprika

Metode

Tilbered pasta i henhold til anvisningen på pakken. Tøm, skyll og ha i en stor

bolle. Væsker er reservert og drenert fra hermetisk mais og svarte bønner.

Kombiner alle ingrediensene med kokt pasta i en stor bolle. Tilsett små

mengder av de reserverte hermetiske væskene tilsatt om nødvendig. Server

umiddelbart.

Nyt!

Stekt betesalat

Ingredienser:

6 gule rødbeter, 1/2 pund

3 ss olivenolje

Nykvernet sort pepper

1 ½ ss. Estragon eller sherryeddik

1 spiseskje. timianblader

4 kopper blandede salatblader

½ kopp smuldret fetaost

1 spiseskje. mynte

Metode

Først forvarmes ovnen til 375 grader. Legg rødbeter i en grunn, dekket

ildfast form. Tilsett nok vann til å heve platen 1/2 tomme. Dekk rødbetene

og stek i en time eller til rødbetene enkelt kan stikkes hull med en

skrellekniv. Ta rødbetene ut av ovnen. I en middels bolle blander du eddik

og hakkede urter. Hakk kokte rødbeter i 1/2-tommers terninger, og bland

deretter med dressing. Dryss over fetaost og server umiddelbart.

Nyt!

Sprø Kål Ramen Nuddelsalat

Ingredienser:

3 ss olivenolje

3 ss eddik

2 ss. Sukker eller sukkererstatning

½ pakke ramen nudler krydder

¼ teskje pepper

1 spiseskje. Soyasaus med lite natrium

Ingredienser til salat:

1 lite hode med rød eller grønn kål

2 hakkede grønne løk, hakket

1 skrelt og revet gulrot

1 pakke strimlede ramennudler

Metode

Forbered dressingen ved å blande ingrediensene i en stor salatskål. Rør for å

løse opp sukkeret. De tre første ingrediensene til salaten legges i en bolle og

blandes godt. Tilsett den strimlede Ramen og bland godt. Hell over

dressingen og server umiddelbart.

Nyt!

Spinat og tomatpastasalat

Ingredienser:

8 oz. Liten pasta eller orzo

8 oz. smuldret fetaost

16 oz. drue tomater

4 kopper babyspinat

2 ss. drenerte kapers

¼ teskje svart pepper

2 ss. Revet parmesanost

Metode

Kok pasta etter anvisning på pakken til den er al dente, fast til å bite. Når pastaen er kokt; hell den over tomatene for en rask blanchering. Mens pastaen koker skal spinat, fetaost og kapers ha i en stor bolle. Kast tomater og pasta med spinatblandingen. Før pastaen dreneres, tilsettes kokingen av pastaen proporsjonalt for å kombinere. Krydre til slutt med sort pepper og pynt med revet ost. Server umiddelbart.

Nyt!

waldorf salat

Ingredienser:

4 mellomstore epler i terninger

1/3 kopp hakkede valnøtter

1/3 kopp rosiner

½ kopp vanlig, lav-fett, gresk eller vanlig yoghurt

3 stilker hakket selleri

Metode

Tilsett alle ingrediensene i en stor bolle og bland godt til alle ingrediensene

er blandet. Sett i kjøleskap over natten og server kaldt.

Nyt!

Istuaeli salat

Ingredienser:

1 grønn eller gul paprika hakket

1 skrelt agurk, hakket

2 ss. Sitronsaft

1 ts salt

1 ts nykvernet pepper

3 tomater, hakket

3 ss ekstra virgin olivenolje

Metode

Tilsett alle ingrediensene i en stor bolle og bland godt til alle ingrediensene

er blandet. Server umiddelbart, jo lenger denne salaten sitter, jo mer

rennende blir den.

Nyt!

Kålnudlesalat

Ingredienser:

3 ss Olivenolje 3 ss. Eddik 2 ss. ½ pakke med sukker ramen nudler

¼ teskje pepper

1 spiseskje. Soyasaus med lite natrium

1 hode rød- eller grønnkål

2 grønne løk hakket

1 skrelt gulrot, revet

1 pakke strimlede ramennudler

Metode

Alle ingrediensene er kombinert i en stor bolle. Fortsett å røre ordentlig for

å løse opp sukkeret. Deretter kombineres de tre første ingrediensene i

denne salaten og blandes deretter godt. Strimlede ramennudler legges til

den. Deretter tilsettes resten av ingrediensene til den og deretter kastes

den gjentatte ganger. Server umiddelbart eller dekk til og avkjøl for å la

smakene smelte sammen.

Nyt!

Meksikansk svart bønnesalat

Ingredienser

1 ½ boks kokte svarte bønner

2 modne plommetomater, i terninger

3 vårløk, i skiver

1 spiseskje. fersk sitronsaft

2 ss. nyhakket koriander

Salt og nykvernet sort pepper etter smak.

1/3 kopp mais

2 ss. Oliven olje

Metode

Kombiner alle ingrediensene i en middels bolle og bland forsiktig. La salaten hvile i kjøleskapet frem til servering. Serveres kaldt.

Nyt!

Svart bønner og mais salsa

Ingredienser:

1 boks svarte bønner

3 ss nyhakket koriander

1 boks gul mais og hvit mais

¼ kopp hakket løk

1 kan Rootle

Limejuice eller press en lime

Metode

Tøm væske fra svarte bønner, røtter og hermetisk mais og bland i en stor bolle. Tilsett koriander og løk og bland godt. Rett før servering, press litt sitronsaft.

Nyt!

Kalkun taco salat

Ingredienser:

2 oz. malt kalkun

2/4 kopp cheddarost

1 ½ kopper hakket romansalat

1/8 kopp hakket løk

½ oz. tortilla chips

2 ss. Dyppe

¼ kopp kidneybønner

Metode

Tilsett alle ingrediensene unntatt tortillachips i en stor bolle og bland godt.
Rett før servering toppes salaten med de knuste tortillaene og serveres
umiddelbart.

Nyt!

regnbuefruktsalat

Ingredienser

Fruktsalat:

1 stor skrellet mango, i terninger

2 kopper blåbær

2 skiver bananer

2 kopper jordbær

2 kopper frøfrie druer

2 ss. Sitronsaft

1 ½ ss. Søtnos

2 kopper frøfrie druer

2 nektariner, skrellet, i skiver

1 kiwi skrelt, i skiver

Honning og appelsinsaus:

1/3 kopp usøtet appelsinjuice

¼ teskje malt ingefær

En klype muskatnøtt

Metode

Tilsett alle ingrediensene i en stor bolle og bland godt til alle ingrediensene

er blandet. Sett i kjøleskap over natten og server kaldt.

Nyt!

Sunshine fruktsalat

Ingredienser:

3 kiwi, kuttet i små biter

320 gram ananasbiter i juice

215 gram mandariner, drenert, hermetisert i lett sirup

2 bananer

Metode

Bland alle ingrediensene i en stor miksebolle og sett i kjøleskap i minst 2 timer. Server denne salaten kald.

Nyt!

Sitrus- og svartbønnesalat

Ingredienser:

1 grapefrukt skrelt, i skiver

2 appelsiner skrelt, i skiver

116 oz. boks med svarte bønner drenert

½ kopp hakket rødløk

½ avokado i skiver

2 ss. Sitronsaft

svart pepper etter smak

Metode

Kombiner alle ingrediensene i en stor miksebolle og server ved

romtemperatur.

Nyt!

Krydret agurk- og løksalat

Ingredienser

2 agurker, i tynne skiver

½ ts salt

¼ teskje svart pepper

2 ss. Granulert sukker

1/3 kopp cider eddik

1 løk, i tynne skiver

1/3 kopp vann

Metode

Anrett agurker og løk vekselvis på en tallerken. Bland resten av

ingrediensene i en blender og kjør til en jevn masse. Avkjøl dressingen i

noen timer. Rett før servering helles dressingen over agurkene og løkene og

serveres umiddelbart.

Nyt!

Hagesalat med blåbær og rødbeter

Ingredienser:

1 hode romainesalat

1 håndfull blåbær

1 unse. smuldret geitost

2 stekte rødbeter

5-6 cherrytomater

¼ kopp hermetisk tunfisk

Salt etter smak

pepper etter smak

Metode

Legg alle ingrediensene i en smurt ildfast form og dekk med folie. Stek i en forvarmet ovn på 250 grader F i en time eller så. La avkjøles litt og krydre etter eget ønske. Serveres varm.

Nyt!

Blomkålsalat eller falske poteter

Ingredienser

1 blomkålhode, kokt og kuttet i buketter

¼ kopp skummet melk

6 ts Splenda

¾ ss. sitroneddik

5 ss lett majones

2 ts gul sennep

Metode

Bland alle ingrediensene unntatt blomkål og pisk til en jevn masse. Rett før servering toppes den kokte blomkålen med den tilberedte dressingen og serveres varm.

Nyt!

Agurk dill salat

Ingredienser:

1 kopp fettfri vanlig eller fettfri gresk yoghurt

Salt og pepper etter smak

6 kopper agurk, i tynne skiver

½ kopp løk, finskåret

¼ kopp sitronsaft

2 fedd hakket hvitløk

1/8 kopp dill

Metode

Tøm overflødig vann fra yoghurt og la avkjøles i ca 30 minutter. Bland sammen yoghurten med resten av ingrediensene og bland godt. Sett i kjøleskap i en time eller så og server kaldt.

Nyt!

falsk potetsalat

Ingredienser

16 ss fettfri majones

5 kopper kokt blomkål, kuttet i buketter

¼ kopp gul sennep

¼ kopp hakket selleri

½ kopp skivet agurk

1 spiseskje. gult sennepsfrø

¼ kopp pickles i terninger

½ ts hvitløkspulver

Metode

Tilsett alle ingrediensene i en stor bolle og bland godt til alle ingrediensene er blandet. Sett i kjøleskap over natten og server kaldt. Du kan til og med erstatte blomkål med poteter, retten smaker like deilig.

Nyt!

Bonnie's Potet Agurksalat

Ingredienser

2-3 kopper nypoteter

1 spiseskje. dill bøtte

1 spiseskje. Dijon sennep

¼ kopp linolje

4 hakkede vårløk

2 ts hakket dill

¼ teskje pepper

3-4 kopper agurk

¼ teskje salt

Metode

Kombiner alle ingrediensene i en stor bolle og bland godt til alle
ingrediensene er blandet, rett før servering. Server umiddelbart.

Nyt!

Spinatsalat med røde bær

Ingredienser

½ kopp skivede jordbær

¼ kopp bringebær

¼ kopp Newmans egen lys bringebær valnøttdressing

¼ kopp blåbær

¼ kopp hakkede mandler

4 kopper spinat

¼ kopp hakket rødløk

Metode

Tilsett alle ingrediensene i en stor bolle og bland godt til alle ingrediensene
er blandet. Sett i kjøleskap over natten og server kaldt.

Nyt!

Tubulesalat

Ingredienser

1 kopp bulgurhvete

1 hakket løk

4 vårløk, hakket

Salt og pepper etter smak

2 kopper hakkede bladpersille

¼ kopp sitronsaft

2 kopper kokende vann

2 mellomstore tomater, i terninger

¼ kopp olivenolje

1 kopp hakket mynte

Metode

Kok opp vannet i en middels kjele. Etter at du har tatt av varmen, hell i kornetten og dekk til med et tett lokk og sett til side i 30 minutter. Tøm av overflødig vann. Tilsett de resterende ingrediensene og bland godt. Server umiddelbart.

Nyt!

Salat med basilikumdressing og majones

Ingredienser

1/2 pund bacon

½ kopp majones

2 ss. rødvinseddik

¼ kopp finhakket basilikum

1 ts malt svart pepper

1 spiseskje. Rapsolje

1 pund romansalat - skyllet, klappet tørt og kuttet i små biter

¼ halvliter cherrytomater

Metode

Legg baconet i en stor, dyp panne. Kok over middels høy varme til jevnt

brunt. Tilsett reservert bacon, majones, basilikum og eddik i en liten bolle og

bland. Dekk til og oppbevar i romtemperatur. I en stor bolle blander du

sammen romainesalat, bacon og krutonger, tomater. Hell dressingen over

salaten. Delta.

Nyt!

Grillet Cæsarsalat med kniv og gaffel

Ingredienser

1 lang tynn baguette

¼ kopp olivenolje, delt

2 fedd hvitløk, delt i to

1 liten tomat

1 romansalat, ytre blader kastet

Salt og grovkvernet pepper etter smak

1 kopp Caesar salatdressing, eller etter smak

½ kopp parmesanost å rive

Metode

Forvarm grillen til lav varme og lett oljegrill. Skjær baguette for å lage 4 lange skiver ca 1/2-tommers tykke. Pensle hver kuttside lett med omtrent halvparten av olivenoljen. Grill baguetteskiver på forvarmet grill til de er litt sprø, 2 til 3 minutter per side. Gni hver side av baguetteskivene med snittsiden av hvitløken og snittsiden av tomatene. Pensle de 2 avkuttede sidene av romainesalatkvartene med den resterende olivenoljen. Drypp hver med Cæsardressing.

Nyt!

Romersk jordbærsalat I

Ingredienser:

1 hode romainesalat, skylt, klappet tørt og hakket

2 bunter spinat vasket, tørket og hakket

2 halvlitere jordbær i skiver

1 bermudaløk

½ kopp majones

2 ss. Hvitvinseddik

1/3 kopp hvitt sukker

¼ kopp melk

2 ss. Valmuefrø

Metode

I en stor salatskål kombinerer du romansalat, spinat, jordbær og skivet løk.

Kombiner majones, eddik, sukker, melk og valmuefrø i en krukke med tett

lokk. Rist godt og hell dressingen over salaten. Bland til jevnt dekket. Server

umiddelbart.

Nyt!

gresk salat

Ingredienser:

1 tørket romansalat

6 gram pitted svarte oliven

1 grønn paprika hakket

1 rødløk i tynne skiver

6 ss olivenolje

1 rød paprika hakket

2 store tomater, hakket

1 skivet agurk

1 kopp smuldret fetaost

1 ts tørket oregano

1 sitron

Metode

I en stor salatskål blander du romainesalat, løk, oliven, paprika, agurk,

tomater og ost. Visp sammen olivenolje, sitronsaft, oregano og sort pepper.

Hell dressingen over salaten, bland og server.

Nyt!

Jordbær feta salat

Ingredienser

1 kopp hakkede mandler

2 fedd hakket hvitløk

1 ts honning 1 kopp vegetabilsk olje

1 hode romainesalat,

1 ts dijonsennep

¼ kopp bringebæreddik

2 ss. Balsamicoeddik

2 ss. brunt sukker

1 halvliter jordbær, i skiver

1 kopp smuldret fetaost

Metode

I en panne, varm oljen over middels høy varme, kok mandlene, rør ofte, til de er lett ristet. Fjern fra varme. Lag dressingen i en bolle ved å kombinere balsamicoeddik, brunt sukker og vegetabilsk olje. I en stor bolle blander du sammen mandler, fetaost og romainesalat. Rett før servering, sleng salat med dressing.

Nyt!

kjøttsalat

Ingredienser

1 pund indrefilet av storfe

1/3 kopp olivenolje

3 ss rødvinseddik

2 ss. Sitronsaft

1 finhakket hvitløksfedd

½ ts salt

1/8 ts sort pepper

1 ts Worcestershire saus

1 oppskåret gulrot

½ kopp skivet rødløk

¼ kopp skivede fylte grønne pimentoliven

Metode

Forvarm grillen til høy varme. Legg biffen på grillen og stek i 5 minutter på hver side. Fjern fra varmen og la stå til det er avkjølt. I en liten bolle, visp sammen olivenolje, eddik, sitronsaft, hvitløk, salt, pepper og Worcestershiresaus. Tilsett osten. Dekk deretter til og sett dressingen i kjøleskapet. Rett før servering heller du dressingen over biffen. Server med grillet franskbrød.

Nyt!

Mandarin og mandelsalat

Ingredienser:

1 romansalat

11 gram mandarin appelsiner, drenert

6 grønne løk, i tynne skiver

½ kopp olivenolje 1 ss. hvitt sukker

1 ts knuste røde pepperflak

2 ss. hvitt sukker

½ kopp skivede mandler

¼ kopp rødvinseddik

malt svart pepper etter smak

Metode

Kombiner romansalaten, appelsinene og gressløken i en stor bolle. Tilsett

sukkeret i en kjele og rør rundt mens sukkeret begynner å smelte. Rør

kontinuerlig. Tilsett mandlene og rør til de er dekket. Ha mandlene på en

tallerken og la avkjøle. Kombiner olivenolje, rødvinseddik, en spiseskje.

sukker, røde pepperflak og sort pepper i en krukke med tett lokk. Før

servering, bland salat med salatdressing til den er belagt. Ha over i en

serveringsbolle og server drysset med sukkerholdige mandler. Server

umiddelbart.

Nyt!

Tropisk salat med ananasvinaigrette

Ingredienser

6 skiver bacon

¼ kopp ananasjuice

3 ss rødvinseddik

¼ kopp olivenolje

nykvernet sort pepper etter smak

Salt etter smak

10 unse pakke strimlet romansalat

1 kopp ananas i terninger

½ kopp hakkede og ristede macadamianøtter

3 grønne løk hakket

¼ kopp ristet strimlet kokosnøtt

Metode

Legg baconet i en stor, dyp panne. Kok over middels høy varme til jevnt

brunet, ca 10 minutter. Hell av og smuldre baconet. Kombiner ananasjuice,

rødvinseddik, olje, pepper og salt i en krukke med lokk. Dekk til å riste godt.

Bland resten av ingrediensene og tilsett dressingen. Pynt med ristet kokos.

Server umiddelbart.

Nyt!

California salatskål

Ingredienser:

1 avokado, skrellet og uthulet

1 spiseskje. Sitronsaft

½ kopp majones

¼ ts varm saus

¼ kopp olivenolje

1 finhakket hvitløksfedd

½ ts salt

1 hode romainesalat

3 gram cheddarost, revet

2 tomater i terninger

2 grønne løk hakket

¼ pitte grønne oliven

1 kopp grovknust maischips

Metode

I en blender blander du all sitronsaft, avokadokomponenter, majones, olivenolje, peppersaus, hvitløk og salt. Fortsett bearbeidingen til den er jevn. I en stor bolle, bland sammen cheddarost, romansalat, tomater og avokado og topp med dressing rett før servering.

Nyt!

Klassisk ristet salat

Ingredienser:

1 kopp blancherte skivede mandler

2 ss. sesamfrø

1 romansalat, kuttet i små biter

1 rødt bladsalat, kuttet i små biter

8-unse pakke smuldret fetaost

4 unser skivede svarte oliven

1 kopp cherrytomater, kuttet i to

1 rødløk, kuttet i to og i tynne skiver

6 sopp, i skiver

¼ kopp revet Romano ost

8-unse flaske italiensk salatdressing

Metode

Varm en stor stekepanne over middels høy varme. Ha mandlene i pannen og kok opp. Når mandlene begynner å avgi en aroma, tilsett sesamfrøene mens du rører ofte. Kok i 1 minutt til eller til frøene er ristet. I en stor salatskål, sleng salat med godt kombinert oliven, fetaost, sopp, mandler, tomater, sesamfrø, løk og Romano-ost. Når du er klar til servering, hell i den italienske dressingen og bland.

Nyt!